NOTICE

SUR

L'EAU MINÉRALE DE RIEUMAJOU.

Castres. Grillon et Massiés, imp.

NOTICE

SUR L'EAU MINÉRALE

DE

RIEUMAJOU

PAR

Le Docteur Blavaux

DE CASTRES (TARN).

AVEC L'ANALYSE CHIMIQUE

PAR MM. LES DOCTEURS L. MIALHE, PROFESSEUR AGRÉGÉ
DE LA FACULTÉ DE MÉDECINE DE PARIS, CHEVALIER DE LA LÉGION
D'HONNEUR,
ET L. FIGUIER, PROFESSEUR AGRÉGÉ A L'ÉCOLE DE PHARMACIE
DE MONTPELLIER.

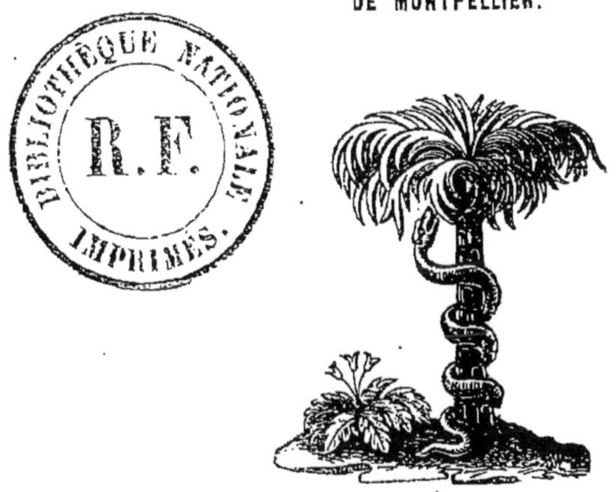

CASTRES
Imprimerie de L. GRILLON et MASSIÉS, rue du Temple, 13.
1847.

NOTICE

SUR L'EAU MINÉRALE DE RIEUMAJOU.

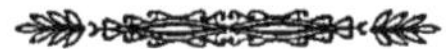

HISTORIQUE.

La source de Rieumajou est située dans un char-
mant vallon, sur les bords de l'Agoût, à la distance
de deux kilomètres de la Salvetat (1), petite ville de
l'arrondissement de Saint-Pons (Hérault). Antérieure-

---

(1) La Salvetat, chef-lieu de canton, a une population de 1200
à 1400 âmes; elle est bâtie en amphithéâtre sur une éminence
qui domine la vallée sinueuse de l'Agoût; son élévation est
d'environ 700 mètres au-dessus du niveau de la mer; cependant abritée de tout côté par des montagnes plus élevées, elle
conserve une température, qui en rend le séjour agréable de
mai en octobre. La route départementale de Saint-Affrique (Avey-
ron) à Saint-Pons la traverse à la distance de 20 kilomètres
de cette dernière ville, d'un côté, et de l'autre à celle de 18

ment à l'exécution des travaux d'aménagement et d'épuration, accompli en 1845 et 1846, l'eau minérale venait sourdre, par petits filets, sur divers points d'un vaste marécage tourbeux, où, les habitants de la contrée, qui la connaissaient de temps immémorial, comme possédant de grandes vertus médicinales, la recueillaient impure et suivant les circonstances atmosphériques, mélangée d'eau pluviale ou d'infiltration. Ils l'administraient, indistinctement, dans toute maladie d'une certaine durée, quelle fut d'ailleurs sa nature.

Employée sans discernement, l'Eau de Rieumajou, dût, souvent, tromper l'attente de ces hommes simples, pénétrés d'une entière confiance en son efficacité ; quelquefois, peut-être, causa-t-elle des accidents ; mais il y a lieu de croire qu'elle produisait, en général, des effets salutaires et même, de temps en temps, des cures remarquables ; celles-ci venaient prendre rang dans la tradition locale. Ainsi se soutenait la renommée de la source bienfaisante ; toutefois elle ne s'étendait point au loin, car ce n'est guère que depuis 30 ou tout

---

kilomètres de Lacaune, chef-lieu de canton très-important du département du Tarn.

Outre les agréments de sites magnifiques, la Salvetat offre aux étrangers attirés par la source minérale, un pays giboyeux, des rivières peuplées d'excellentes truites, des laitages abondans et délicieux. Le voisinage du Rouergue assure à la consommation de la viande de première qualité et celui de la Méditerranée du poisson de mer frais.

Quant aux hôtels garnis, quoique en progrès, ils n'ont pas encore, sous le rapport du logement, toutes les commodités, *tout le confortable* qu'on pourrait désirer ; nous avons lieu de croire que cette lacune ne tardera pas à être comblée.

au plus 40 années, qu'elle paraît avoir franchi le cercle étroit, qui la circonscrivait dans les montagnes de la Salvetat.

L'émigration périodique des montagnards, attirés tous les ans en plus grand nombre, par les travaux bien rétribués de la moisson et de la vendange, dans les plaines du Bas-Languedoc et du Roussillon, où ils ne manquaient point de séjourner, quand ils trouvaient à s'employer, avec profit, à la culture de la vigne, devait, inévitablement, favoriser cette extension de renommée de la source minérale, moins par les récits merveilleux que ceux-ci répandraient sur ses vertus, que par l'occasion qu'ils lui fourniraient de les manifester, et surtout de les faire distinguer par des hommes susceptibles d'en apprécier, sainement, la valeur.

En effet plusieurs des émigrants rentraient dans leurs chaumières, minés par des fièvres intermittentes, accompagnées le plus souvent d'engorgement des viscères abdominaux ; ces interminables pyrexies, gagnées sur le littoral de la Méditerranée, et d'autant plus rebelles, à toute médication, que les malades étaient restés plus longtemps soumis à l'action climatérique qui les avait produites, guérissaient, promptement, sous l'influence de l'air natal et sans le concours d'autre traitement que l'usage de l'Eau de Rieumajou.

Des faits semblables, fréquemment renouvelés, ne pouvaient passer inaperçus des médecins du pays ; dès lors, le nouvel agent thérapeutique tombait dans le domaine de l'observation régulière ; il nous est resté des premières recherches scientifiques, dont il a été l'objet, une analyse chimique (1) de Julia, publiée dans les annales de la société de médecine pratique de Montpellier (xxxiii. 269).

Nous possédons, aussi, sur le même sujet, une série d'intéressantes observations médicales; nous les devons à la bienveillante communication de M. le docteur Gavoi, médecin de l'hospice de la Salvetat, qui les a recueillies dans sa pratique; elles nous fourniront une partie des faits relatés dans cette notice. L'emploi judicieux, que cet habile praticien a su faire du précieux médicament que lui offrait la nature, a, puissamment, contribué à déterminer les propriétés hygiéniques et thérapeutiques qui lui étaient propres; ses essais, basés sur l'analogie, la mieux raisonnée, ont eu les plus heureux résultats; de là ce commencement de vogue qui se manifestait, depuis quelques années, par l'apparition de malades étrangers à la Salvetat, et par l'exportation, dans un rayon assez étendu, d'une notable quantité d'eau minérale.

Dans cet état de choses, la source de Rieumajou fut acquise, vers le commencement de 1845, par une compagnie résolue à supporter les sacrifices nécessaires pour lui donner toute l'importance qu'elle lui parais-

---

(1) M. Julia a opéré sur 15 kilog. d'eau minérale qui lui ont fourni :

	gr.	milligr.
Acide carbonique.	14	811
Muriate de magnésie	1	274
» de chaux.	0	956
» de soude.	0	532
Carbonate de magnésie.	6	264
» de chaux.	5	956
» de fer.	4	460
Substance siliceuse et perte	0	212
En tout	34	455

sait mériter. L'épuration de l'eau minérale fut le premier soin des nouveaux propriétaires, la soustraire au contact des terrains tourbeux et la mettre, autant que possible, à l'abri des infiltrations pluviales, tel était le problème à résoudre, inspirés par des hommes spéciaux, particulièrement par M. François, ingénieur, attaché au ministère du commerce, ils entreprirent à cette intention de grands travaux, qui, poursuivis avec persévérance jusqu'à ce jour, ont été couronnés d'un succès complet.

Aujourd'hui le marécage a disparu, pour faire place à une prairie déjà disposée en un vaste jardin anglais. Les sources, mises à découvert jusqu'à la roche, et aménagées en place, au nombre de onze, donnent, avec une abondance, qui surpassera toujours les besoins de la consommation, de l'eau pure, limpide, ne charriant plus ni sables, ni *détritus* de matières végétales, comme celle qu'on puisait aux anciens naissants, plus riche en éléments minéraux que cette dernière, et que l'on peut, enfin, considérer comme en dehors des vicissitudes atmosphériques, elle est pourtant restée froide; la température des diverses sources, variant de 14 à 16 degrés centigrades.

L'eau minérale épurée, il convenait de s'assurer de sa composition, par un travail analytique digne de confiance. Deux chimistes d'un talent recommandable, notre savant compatriote, M. le docteur Mialhe, professeur agrégé à la faculté de médecine de Paris et M. le docteur Figuier, professeur agrégé à l'école de pharmacie de Montpellier, ont bien voulu se charger de faire en commun cette opération, dont nous allons donner le résultat.

ANALYSE. — EXAMEN CHIMIQUE.

—

ANALYSE DE MM. L. MIALHE ET L. FIGUIER,

1846—1847.

Un kilogramme d'eau minérale a fourni :
Acide Carbonique libre (1). . . . . . 739 cent. cub.

Carbonate de chaux. . . . . . . 0,770 gramm.
Carbonate de soude. 0,214
Carbonate de magnésie. 0,060
Silice. 0,071
Péroxide de fer avec traces d'alumine. . 0,031
Sulfate de soude. 0,029
Chlorure de sodium. 0,007
Matière organique et perte. 0,048

1,230 gramm.

(1) **MM.** Mialhe et Figuier ont opéré sur de l'eau, puisée le 26 novembre 1846, par un temps pluvieux ; les travaux exécutés auprès des sources n'avaient point permis de le faire avant cette époque, l'emploi de l'eau minérale déjà répandu, s'opposait à ce qu'on différât plus longtemps.

Il est facile de comprendre que cette circonstance était très défavorable à l'analyse, sous le rapport des *quantités ;* ceci

L'examen chimique des substances que contient l'Eau de Rieumajou, assigne son rang dans la classe des eaux minérales naturelles, gazeuses, alcalines.

Le volume de gaz acide carbonique (1), qu'elle tient en dissolution, est très considérable, elle lui emprunte cette saveur piquante, qui lui donne de l'agrément, comme boisson ; elle doit, aussi, en retirer la faculté que possède ce fluide élastique d'influencer médicalement plusieurs organes, particulièrement les voies digestives, le cerveau, les reins.

Les principes fixes, qui constituent ses qualités minérales, ne sont pas moins dignes d'attention ; on y distingue la plupart des éléments inorganiques, dont les investigations de l'analyse avaient révélé l'existence dans le sang humain : *chlorure de sodium, carbonate de chaux, carbonate de magnésie, péroxide de fer,* avant que des travaux physiologico-chimiques récents, eussent fait connaître le rôle important, qu'ils remplissent, dans l'acte majeur de la NUTRITION.

---

s'applique, surtout, au dosage de l'acide carbonique. On sait, en effet, que l'air chargé d'humidité absorbe assez rapidement ce fluide, pour que les eaux gazeuses naturelles, recueillies sous cette influence atmosphérique, s'en ressentent d'une manière sensible. Ajoutons que des expériences, tentées dans le courant de l'été, 1846, semblaient promettre, à cet égard, des résultats plus élevés.

Quoiqu'il en soit, 739 c. c. de gaz acide carbonique par kil. d'eau minérale, c'est encore une proportion qui ne le cède en rien aux eaux minérales naturelles, les plus richement pourvues de cet élément.

(1) Voir la note ci-dessus.

La présence de substances, classées en tête des agents qui président à l'une des plus grandes fonctions de la vie, établit, d'une manière incontestable, les propriétés médicales de l'Eau de Rieumajou, car son emploi doit avoir, pour résultat certain, l'introduction dans l'organisme, d'une nouvelle et puissante cause d'activité et de réparation.

Au reste ces substances, à quelques modifications près dans les quantités absolues et relatives, font la base des eaux minérales les plus célèbres, et les plus usitées contre les maladies des organes internes; celles de Spa, Pyrmont, Seltz, Vichy (1), Contrexeville, sont de ce nombre, il existe donc entre ces eaux et celle de Rieumajou, une analogie de composition qui doit se retrouver dans leur vertu thérapeutique.

---

(1) L'eau de Vichy contient exactement les mêmes élements que l'Eau de Rieumajou. La différence n'est que dans les quantités relatives.

Propriétés médicales. — Mode d'emploi.

L'induction, tirée des données que fournit l'analyse chimique, a, sans doute, une haute portée pour la détermination des propriétés des eaux minérales naturelles. Il faut, néanmoins, reconnaître que, pour être généralement admises comme base d'indication médicale, les propriétés, induites de l'analyse, ont besoin de recevoir la sanction de l'expérimentation clinique : cette contre-épreuve n'a point fait défaut à l'Eau de Rieumajou; aussi, en énonçant ses qualités thérapeutiques, nous bornons-nous à signaler celles que des faits authentiques ont déjà confirmées.

Chez l'homme en état de santé, l'Eau de Rieumajou exerce une action excitante et tonique dans l'ensemble du système, qu'elle imprègne d'un sentiment de bien-être inaccoutumé, mais particulièrement ressentie dans une partie des organes, qu'elle impressionne à des degrés différents. Sur le cerveau l'excitation est modérée et peu durable; elle s'annonce par une exaltation des facultés intellectuelles et quelquefois par une disposition insolite à la gaîté; elle ·agit d'une manière plus sensible sur l'estomac et ses annexes, l'appétit s'accroît, les digestions deviennent plus faciles, et cela avec une énergie et une rapidité telles, qu'il n'est pas rare d'en faire l'observation immédiate; l'assimilation reçoit une impulsion nouvelle, il en résulte un surcroît de nutrition qui s'annonce, d'abord, par la fraîcheur et l'animation du teint, et qui ne tarde point à amener du progrès dans l'embonpoint.

Les fonctions alvines sont rarement troublées; s'il survient une purgation, ordinairement peu intense, ce n'est d'habitude qu'à la suite des premières doses; en peu de jours la tolérance est parfaitement établie.

L'appareil vésico-rénal est fortement excité; les urines viennent avec une extrême abondance; elles sont limpides et sans action sur le papier réactif de tournesol; ce phénomène, constant, et bien des fois observé par des personnes, chez qui la sécrétion urinaire avait habituellement des qualités acides prononcées, a conduit à rechercher, si, à la longue, les urines normalement acides, ne pourraient être secrétées avec les attributs des substances alcalines. Ces recherches, moins négatives qu'insuffisantes, sont restées sans résultat.

C'est encore par l'excitation et la tonicité que l'Eau de Rieumajou étend son influence salutaire sur les différentes maladies qu'elle est appelée à modifier ou à guérir. Elle est, généralement, indiquée dans les cas où il convient de relever l'énergie vitale, particulièrement dans certaines parties de l'organisme, elle trouve une contre-indication positive dans ceux où domine l'irritation; telle affection la repousse dans sa période d'acuité, qui en réclame l'emploi lorsqu'elle a revêtu la forme chronique.

On l'administre, avec avantage, dans les langueurs d'estomac, quand l'appétit est nul ou peu développé, quand les digestions sont longues, laborieuses ou incomplètes; dans plusieurs cas de gastralgie et de dévoiement opiniâtre, dans les convalescences des fièvres typhoïdes, qui ont porté une atteinte profonde à l'économie; dans les cachexies mercurielles, les affections scorbutiques, et la diathèse scrophuleuse, dans la chlorose et la suppression des menstrues par anémie.

Elle est efficacement employée contre les fièvres intermittentes, rebelles à l'action du quinquina; elle abrège la convalescence et prévient les rechûtes de ces graves affections non seulement en restaurant avec rapidité les forces vitales qu'elles ont anéanti, mais encore en dissipant les engorgements viscéraux qui en perpétuent la durée.

La propriété fondante, que nous venons de signaler, se retrouve, avec non moins de bonheur, dans le traitement de l'hépatite et de la splénite chroniques, compli_ quées d'augmentation dans le volume du foie ou de la rate et dans celui de l'ictère ancien, qui le plus souvent n'est qu'un symptôme de ces graves altérations organiques.

Le nouvel agent thérapeutique se recommande, enfin, par ses bons effets dans certaines maladies des organes genito-urinaires, spécialement dans les cas de gravier et de catarrhe vésical.

Tels sont les divers états morbides dans lesquels l'Eau de Rieumajou a été expérimentée, avec succès; nous avons dû ne les mentionner, ici, que sommairement, les observations médicales, qui suivent, devant nous donner l'occasion d'exposer plus complètement le résultat de nos études sur ce sujet.

L'Eau de Rieumajou est consommée auprès de la source, au moment même du puisage, ou exportée, au dehors, à toute sorte de distances; quoique plus énergique sur les lieux, elle conserve au loin une bonne partie de ses propriétés; cette conservation est d'autant plus parfaite et durable que les bouteilles qui la renferment sont plus soigneusement bouchées, qu'elles sont moins exposées à la lumière solaire, qu'elles sont déposées dans un lieu à température uniforme plutôt basse que trop élevée. On remplit ces dernières conditions en la plaçant dans des caves; à la source, on la prend, ordinairement, le matin à jeun, à la dose de deux à six et même huit verres. La plupart des malades en font également usage pendant les repas coupée avec du vin; ce mode d'emploi, commode et agréable, est le plus généralement adopté au dehors, du moins pour le traitement des affections qui n'ont point de gravité.

Elle peut être prise en toute saison, on remarque, cependant, que les personnes d'une constitution délicate et un peu irritable, la supportent moins bien pendant l'hiver, surtout quand le froid est très rigoureux. Nous avons en ce moment sous les yeux une jeune personne qui en a fait usage, avec succès, dans le courant de l'été en 1845 et 1846 pour une gastralgie chronique, et qui n'a jamais pu la prendre pendant l'hiver sans s'exposer à une irritation gastrique prononcée.

OBSERVATIONS MÉDICALES

Première Observation.

—

Anorexie. — Digestions laborieuses. — Emploi de l'eau minérale exportée. — Guérison.

M. G..., de Castres, âgé de 26 ans, doué d'une bonne constitution, était depuis quelque temps sans appétit, il avait la bouche pâteuse, il éprouvait des nausées et des rapports qui conservaient le goût des aliments plusieurs heures après le repas. Son teint avait perdu la fraîcheur qui lui était habituelle et ses forces commençaient à devenir languissantes. On lui conseilla, comme moyen de traitement, l'Eau minérale de Rieumajou, à prendre à table associée au vin. L'effet en fut si prompt que dès le premier repas, M. G... sentit renaître son appétit, et dans peu de jours il eut recouvré une brillante santé.

2ᵐᵉ Observation.

—

Gastralgie. — Emploi de l'eau minérale exportée. — Amélioration sensible.

Mᵐᵉ C... est âgée de 42 ans, malgré un embonpoint peu commun et une apparence de santé remarquable, elle avait une telle disposition aux *coliques d'estomac* qu'il suffisait, pour les provoquer, de la plus légère émotion ou du plus innocent écart au régime que l'expérience lui avait imposé. Ce régime consistait dans le choix d'aliments très assimilables, tirés principalement du règne animal, et pris en petite quantité.

Quelquefois sans cause appréciable, mais le plus souvent après avoir ingéré une alimentation, qui n'était point en rapport avec ses facultés digestives, elle sentait à l'épigastre, d'abord de la pesanteur, ensuite une douleur, dont l'intensité allait croissant jusqu'au moment, où, par des vomissements répétés, l'estomac se débarrassait de tout ce qu'il contenait. La douleur s'amortissait alors en s'étendant à toute la région abdominale. Le lendemain il y avait plusieurs selles liquides ; une grande fatigue, ressentie pendant deux ou trois jours, terminait la petite maladie.

Tel était l'état de Mme C... lorsque, vers le mois de juillet 1845, elle usa, pour la première fois, de l'Eau minérale de Rieumajou, elle la prit au repas, coupée avec un peu de vin, sans dose déterminée. En peu de temps, les digestions se firent bien, et le choix des aliments devint moins impérieux ; la gastralgie, les vomissements si fréquents auparavant ne reparaissaient point, l'usage de l'eau minérale fut interrompu et repris à différents intervalles, cette médication, continuée jusqu'à ce moment, a produit les résultats suivants :

Mme C., dans l'espace d'un an, a senti à peine deux ou trois fois de la pesanteur à l'épigastre, une fois, seulement, elle a éprouvé, dans cette région, une douleur un peu intense, sans vomissements, mais accompagnée, ou plutôt suivie de coliques et de diarrhée. Elle prend, à peu près indifféremment, et digère d'une manière parfaite, toute sorte d'aliments.

3me Observâtion.

—

*Affection chlorotique ancienne. — Dyspepsie. — Emploi de l'eau
minérale exportée. — Guérison.* (Communiquée par le docteur Piéglooski.)

« Mme B..., tempérament nerveux, a été atteinte, il y
a quelques années, d'une affection chlorotique, dont a
complètement triomphé un traitement par les ferrugi-
neux. Au mois de février 1846, elle éprouva une di-
minution marquée dans l'appétit, les digestions devinrent difficiles, la figure se décolora. La malade prit,
pour tout traitement, l'Eau minérale de Rieumajou ; en
peu de temps l'appétit reparut, les digestions se firent
bien et la coloration de la peau augmenta sensiblement.
Mme B... prend encore assez souvent de l'Eau de Rieumajou. Cette précaution est plutôt dictée par son goût
que par un besoin de santé. »

4me Observation.

—

*Tempérament lymphatique. — Diarrhée chronique avec renver-
sement du rectum. — Emploi de l'eau minérale exportée.*

L. J..., tempérament lymphatique, est parvenu à
l'âge de cinq ans, avec une diarrhée lientérique qui ne
l'a point quitté depuis l'époque du sevrage ; à chaque
déjection le rectum se renverse et forme, au dehors,
un bourrelet très volumineux ; il n'y a point de fièvre.

Vers le commencement de 1845, on met le jeune
malade à l'usage de l'Eau de Rieumajou, en moins de

quinze jours sa double infirmité disparaît; on suspend le traitement, mais deux mois après la diarrhée se montre de nouveau, et l'intestin affecte de la tendance à se renverser. L'Eau de Rieumajou est reprise, cette fois le rétablissement est prompt, complet et durable.

5me Observation.

—

Dyssenterie muqueuse, acquise en Afrique. — Emploi de l'eau minérale exportée. — Guérison.

M. le colonel C..., commandant un régiment de cavalerie en Afrique, d'une bonne constitution, âgé de 58 ans, était affecté depuis l'époque de son arrivée dans l'Algérie, au mois de février 1846, d'un état diarrhéïque qui avait profondément altéré sa santé; rentré temporairement en France au mois de novembre, il éprouva tout d'abord une amélioration, mais elle fut peu durable, ou du moins elle ne fit point de progrès. Les selles restèrent liquides, muqueuses, le régime dut être observé avec sévérité, sous peine de les voir acquérir une fréquence extrême; la bouche était pâteuse, elle gardait constamment un mauvais goût, aucun aliment n'était pris avec plaisir; le malade était porté à la mélancolie, il était d'une maigreur inquiétante, cependant il n'avait point d'exacerbation fébrile distincte.

C'est dans cet état qu'il entreprit, au commencement de décembre, de se guérir par l'usage de l'Eau minérale de Rieumajon; ce traitement provoqua un appétit tellement prononcé que M. C... en fut effrayé, craignant d'être trop exposé à se donner à des indigestions, il le suspendit; toutefois, ce ne fut que pour peu de temps, car la maladie montrant, dès ce moment, de la tendance à s'aggraver, l'Eau minérale fut reprise. Cette fois, au grand contentement du malade, il devînt évident que si l'appétit prenait de l'extension, les facultés digestives se développaient dans des proportions égales, les selles perdirent la fréquence et le mauvais caractère qu'elles présentaient; il y eut, enfin, un bien-être général du plus favorable augure.

Vers la fin de janvier 1847, **M. C...** a quitté Castres en très bonne santé, se disposant à revenir en Afrique où il s'est fait précéder par un envoi d'Eau de Rieumajou.

Les observations précédentes présentent, comme caractère commun, l'inertie fonctionnelle des organes de la digestion, heureusement ramenée aux conditions normales; la plupart sont remarquables par l'instantanéité du réveil de l'appétit; elles confirment, ainsi ce que nous avons avancé, ailleurs, de l'éminente vertu apéritive de l'Eau de Rieumajou; cette vertu est, du reste, si bien accréditée dans le pays qu'on voit, tous les ans, un nombre considérable d'amateurs de la bonne chère, venir retremper à la source minérale les forces de leur estomac.

A côté de l'excitation produite sur l'appareil digestif, on rencontre, dans le deuxième cas, une ancienne gastralgie amendée au point qu'elle peut être considérée comme entièrement guérie. L'Eau de Rieumajou a

été souvent administrée, avec succès, contre des affections de ce genre, et si elle ne l'a pas été toujours
avec le même avantage, c'est qu'on n'a pas assez tenu
compte, en l'indiquant, des causes diverses de la maladie variable, dans son essence, qu'on avait à com-
battre; elle ne convient point, en effet, au même degré,
dans toutes les nuances de l'état pathologique compris
sous la dénomination commune de *gastralgie;* voici ce
que nous ont appris nos recherches sur cette matière :

Lorsque la gastralgie n'est liée à aucune lésion d'organes, qu'elle constitue une névrose idiopathique, on
peut, en général, compter sur de bons résultats; il
faut cependant reconnaître que dans cette variété une
constitution sèche, un sentiment habituel de chaleur à
l'épigastre (pyrosis), une constipation très opiniâtre
diminuent les chances favorables et commandent une
grande réserve dans l'emploi du médicament. La contre-indication est formelle dans les gastralgies qui tien-
nent à une lésion organique du poumon ou du cœur;
on obtient peu d'effet dans celles qui sont dues à une
dégénérescence confirmée de l'utérus ou de ses annexes; mais on réussit, plus généralement, lorsque les
désordres de l'estomac sont la conséquence de l'affai-
blissement, qu'entraînent certains écoulements mu-
queux, tel qu'un flux utero-vaginal, ou lorsqu'ils sont,
sympathiquement, produits par une irritation chronique
du foie.

Chez Madame B... (Obs. 3.), la digestion s'accomplit
d'une manière plus complète, par suite du traitement
minéral, il en résulte une nutrition plus réparatrice.
Ce n'est pas tout : le sang trouve dans les nouveaux

éléments que lui fournit l'absorption, ce qui lui manquait de valeur excitative; l'anémie, la pâleur, la débilité chlorotiques font place à une juste répartition de forces, à la coloration qui accompagne, ordinairement, une bonne santé. Cette régénération du sang, en d'autres termes, la guérison de la chlorose est une des propriétés les plus constantes des eaux ferrugineuses; nous venons de la constater à l'égard d'un malade qui n'avait usé de celle de Rieumajou qu'en très petite quantité et après exportation; avec combien plus de certitude ne doit-elle point la produire à la source et consommée à doses convenables !

Le jeune sujet, de la quatrième observation, avait une diarrhée lientérique, entretenue, évidemment, par l'atonie du conduit intestinal; la durée du dévoiement, l'absence de la fièvre, la constitution molle de l'enfant, tout concourait à établir cette étiologie. La médication minérale, basée sur ces données, fut couronnée d'un plein succès.

La cinquième observation mérite une mention spéciale, en raison des causes climatériques, sous l'influence desquelles le malade avait été profondément débilité. On a vu avec quelle promptitude, avec quelle puissance, l'usage de l'Eau minérale ranima l'organisme entier et particulièrement l'appareil digestif. Ce n'est pas la dernière fois que nous aurons à signaler de semblables effets, dans le traitement de différentes formes pathologiques, issues de l'action délétère des mêmes causes.

L'observation que nous allons rapporter, présente la faculté régénératrice et tonifiante de l'Eau de Rieumajou, dans un cas, qui ne manque pas d'analogie avec les faits précédents, sinon quant aux causes, du moins quant aux effets.

6me Observation.

Cachexie mercurielle. — Emploi de l'eau minérale à la source. — Guérison. (Communiquée par le docteur Gavoi, de la Salvetat.)

« Un jeune homme du pays revint du service militaire dans un état déplorable, par suite de maladies vénériennes, fréquemment répétées, et de l'abus des préparations mercurielles, employées pour les guérir; miné par la fièvre, il était d'une pâleur et d'une maigreur extrêmes; ses gencives étaient gonflées et saignantes, son haleine fétide, sa salive visqueuse et abondante. Il avait des aphthes dans la bouche et l'arrière-bouche. Les extrêmités inférieures commençaient à s'enfler; la marche était pénible et chancelante. Je fis entrer ce jeune homme à l'hôpital de la Salvetat. Pour tout traitement, je lui fis prendre de l'Eau de Rieumajou, même pendant ses repas; au bout de deux mois, il fut entièrement guéri; son corps avait repris de la fraîcheur et de l'embonpoint; on ne l'eût point reconnu. »

7me Observation.

Fièvre intermittente rebelle. — Emploi de l'eau minérale exportée. — Guérison. (Communiquée par le docteur Sers, de Castres.

« Rivière, maçon, habitant à Castres, âge de 32 ans, d'une forte constitution, après avoir travaillé, pendant quelque temps, exposé aux intempéries des saisons, éprouva des accès de fièvre intermittente tierce, qui cédèrent, rapidement, par l'administration de quelques doses de sulfate de quinine. Les accès ayant reparu, quelques jours plus tard, sous le même type, ils furent combattus et guéris, une seconde fois, par une saignée, une purgation et le sulfate de quinine. J'avais perdu le malade de vue, lorsque, au bout de deux mois, il revint à moi, et j'appris que la maladie durait toujours. Sur l'avis d'un confrère, le sel de quinine avait été continué; malgré cette médication les accès avaient continué, ils étaient même devenus quotidiens. Rivière était maigre, pâle, il n'avait point recouvré l'appétit, qu'il avait perdu dès le début de la maladie, il avait un peu d'essoufflement, la rate ne présentait rien de remarquable.

» Je conseillai l'usage de l'Eau minérale de Rieumajou, à la dose d'une bouteille par jour; ce traitement fut continué, pendant huit jours seulement; il fut suffisant pour arrêter les accès fébriles, ranimer l'appétit et provoquer, enfin, un retour complet à la santé. »

8 ^{me} Observation.

Fièvre intermittente rebelle. — Emploi de l'eau minérale à la source. — Guérison. (Communiquée par le même.)

« M... est âgé de 56 ans, il est bien constitué; habitant la campagne où il s'occupe d'agriculture, il devait à une vie sobre et réglée une santé habituellement florissante et même un peu d'embonpoint. Je le vis au mois de septembre 1845; une fièvre intermittente, qui avait plusieurs fois changé de type, le tourmentait depuis le commencement de l'été; les fonctions digestives étaient dérangées; le malade était pâle; il avait considérablement maigri; ses forces étaient perdues. Les accès avaient été méthodiquement combattus par la saignée, les purgations, le quinquina, les sels de quinine et les amers indigènes, cependant ils persistaient avec tenacité; ils étaient quotidiens, presque sub-intrans.

« La rate ne me parut point hypertrophiée; je conseillai un voyage à Rieumajou. **M...** se conforma à mon avis, je le revis au mois de novembre suivant, il revenait de la Salvetat parfaitement guéri par l'usage de l'eau minérale; avec la santé il avait recouvré ses forces et son embonpoint. »

9me Observation.

Fièvre intermittente quarte, rebelle à l'action du quinquina. — Engorgement des viscères. — Emploi de l'eau minérale sur les lieux. (Communiquée par le docteur Gavoi, de la Salvetat.

« **M...**, de St-Chinian avait pris des accès de fièvre dans le Levant. Avant son retour en France il avait fait un usage exagéré de tous les fébrifuges connus; cependant les accès n'avaient jamais disparu que pour un très court espace de temps; peu à peu les régions de la rate et du foie avaient augmenté de volume. Rentré chez lui et soumis à un traitement rationnel, il fut moins tourmenté par les accès pyrectiques, mais l'état général ne s'améliora point et l'engorgement des viscères abdominaux persista. **M...** fut envoyé à la Salvetat pour y prendre les eaux minérales; à son arrivée il avait la

face pâle et bouffie, l'appétit nul, les digestions difficiles ; il était sans force et sans courage ; le foie et la
rate étaient l'un et l'autre très volumineux. Après un
mois de séjour, il partit entièrement rétabli, et depuis
cette époque sa santé a été parfaite. »

Il nous serait facile de multiplier les observations de
pyrexies intermittentes guéries par l'usage de l'Eau de
Rieumajou ; nous n'aurions qu'à faire un choix parmi
les nombreuses communications de ce genre que nous
avons reçues de plusieurs de nos confrères, mais les
faits que nous venons de rapporter nous paraissent
concluants, et nous nous bornerons à les compléter en
énonçant, sommairement, ceux que nous avons pu ob-
server nous-même.

Nous avons eu, deux fois, l'occasion de traiter, par
l'Eau de Rieumajou exportée, des fièvres intermittentes
rebelles à l'action du quinquina : 1° chez un jeune sol-
dat servant dans le corps des zouaves, et revenant
d'Afrique avec des accès intermittents, d'une persistance
désolante, et un engorgement étendu de la rate ; pendant le traitement, qui dura un mois, il n'y eut de remarquable que l'émission d'une grande quantité d'urine ;
le succès fut complet ; 2° chez M. A..., ancien avoué
à Castres, affecté de fièvre quarte, accompagnée de vomissements très pénibles, plusieurs fois arrêtée, mais
reparaissant sans cesse. Un moment encore nous crûmes

au succès. Cet espoir ne se réalisa point ; la maladie dût être combattue par d'autres moyens.

L'eau minérale nous a été plus souvent utile auprès de malades dont les accès fébriles , enrayés par les préparations de quinquina , étaient suivies d'une convalescence douteuse. Dans cette circonstance elle a toujours eu pour résultat de provoquer ,   ns retard , un entier rétablissement.

Ajoutons, enfin, que dans l'été de 1845 , nous avons visité sous les auspices de **M.** le docteur Gavoi , les salles de l'hôpital de la Salvetat , où la majeure partie des lits étaient occupés par des fébricitants , soumis à la même médication (l'eau minérale) , nous n'avons pas vu un de ces malades qui ne fût en voie de guérison.

Ainsi l'Eau de Rieumajou a été souvent administrée , avec avantage , contre des fièvres intermittentes , rebelles, compliquées ou non d'engorgements viscéraux. Elle a eu, il est vrai , une part d'insuccès ; quel est l'agent thérapeutique qui n'a pas la sienne !... Il n'en est pas moins constant qu'elle a une valeur réelle comme médicament fébrifuge ; elle ne saurait , sans doute , remplacer le quinquina et ses préparations qui devront toujours être préférées , dès le début des pyrexies intermittentes, mais elle fournira une précieuse ressource après que l'anti-périodique, par excellence, aura échoué , ou lorsqu'il n'aura produit qu'une guérison incomplète.

Notons, encore, deux cas où de graves affections, heureusement dissipées sous l'influence du traitement minéral, avaient été gagnées sur deux points différents du littoral méditerranéen , dans des contrées où les fièvres paludéennes règnent d'une manière endémique.

10me Observation.

Hépatite chronique. — Gastralgie. — Ictère. — Usage de l'eau minérale exportée. — Guérison.

Suzanne Combes, lingère, âgée de 56 ans, fut affectée, vers l'année 1833, d'une hépatite aiguë, passée, plus tard, à l'état chronique, avec développement considérable du viscère ; depuis cette époque elle avait des alternatives d'amélioration et de recrudescence, jamais un retour complet à la santé.

Dans les temps meilleurs, elle conservait la teinte ictérique, elle était sans appétit ; elle éprouvait, assez souvent, des sueurs nocturnes ; il lui arrivait de vomir ses aliments ; la région occupée par le foie était sensible à une légère pression.

Les recrudescences étaient marquées par de la fièvre, par une vive douleur, au-dessous des fausses côtes, du côté droit, se portant, quelquefois, jusqu'à l'épigastre avec beaucoup de violence ; enfin, dans les cas plus graves, par des vomissements incessants, avec alternatives de constipation et de dévoiement.

Assisté des conseils de M. le docteur Lavabre père, nous avions traité la femme Combes, successivement, par les anti-phlogistiques directs, les mercuriaux, les purgatifs, et les eaux alcalines artificielles, qui avaient semblé amener un peu d'amélioration. En juillet 1845, nous lui conseillâmes, pour la première fois, l'Eau minérale de Rieumajou ; c'était au moment de la période de déclin d'une forte recrudescence. Les premières doses furent suivies d'une légère purgation, effet qui ne se renouvella point les jours suivants; les urines seules continuèrent d'être émises avec une extrême abondance.

La femme Combes fut très heureusement impressionnée par le nouveau traitement; elle recouvra l'appétit, elle acquit de la force. En moins de 20 jours il n'y avait plus ni douleur, ni sensibilité anormale dans l'hypocondre droit, les vomissements ne reparaissaient plus, la coloration ictérique devenait, tous les jours, moins appréciable, le volume du foie se rapprochait de l'état normal; la guérison ne tarda pas à être complète.

En septembre, de la même année, la douleur sous-costale reparut; il y eût de la fièvre et quelques vomissements. La malade se remit, immédiatement, à l'Eau de Rieumajou; mais son désappointement fut grand, car au lieu du soulagement qu'elle attendait, elle éprouva un redoublement des symptômes déjà existants, et de plus la peau reprit l'ancienne couleur ictérique. L'eau minérale fut suspendue, on eut recours aux sangsues, aux applications émollientes, au petit-lait; la fièvre se calma, la maladie parut reprendre la marche chronique des temps antérieurs; on revint alors à l'eau minérale, qui amena bientôt une entière guérison.

La femme Combes avait joui, pendant 14 mois, d'une santé parfaite, lorsque, au mois de novembre 1846, elle ressentit quelques douleurs à l'épigastre, accompagnées de fièvre et de vomissements. Ces symptômes furent d'abord amendés par l'emploi des moyens appropriés (sangsues, émollients); l'Eau de Rieumajou acheva de rétablir la santé, qui depuis ce moment n'a pas été troublée.

Avril 1847.

11me Observation.

—

Hépatite chronique. — Anorexie. — Diarrhée. — Emploi de l'eau minérale exportée. (Communiquée par M. Decazis, médecin, à Mazamet.)

« M. B..., propriétaire, âgé de 54 ans, d'une bonne complexion, d'une vie active et régulière, fut pris, sans cause connue, vers la fin de juillet 1845, d'un dévoiement compliqué d'anorexie, de dyspepsie et de lassitude générale. Cet état durant, depuis quelque temps, il se soumit à un régime sévère et à l'usage de boissons émollientes et de lavements amylacés; ces moyens hygiéniques parurent, d'abord, amener une certaine amélioration; mais elle ne se confirma point, car il devînt bientôt évident que le mal faisait de nouveaux progrès. M. B... quitta la campagne, où il se trouvait, depuis l'invasion de la maladie. Appelé à le voir à son arrivée à Mazamet, le 28 septembre 1845, je le trouvai dans l'état suivant : pouls petit et fréquent, peau sèche, *faciés* exprimant la souffrance, suffusion ictérique générale (couleur paille), langue large et recouverte d'un enduit blanchâtre, déjections alvines fréquentes, liquides, d'une odeur repoussante; la respiration devenait pénible au moindre exercice; la maigreur était très prononcée. Un examen attentif ne nous révéla d'autre altération organique, qu'une sorte d'empâtement dans la région du foie; on reconnaissait que ce viscère avait acquis un volume anormal.

» Le malade avait de la répugnance pour toute médication, je dus me borner à prescrire la continuation des soins hygiéniques, une tisane amère et des frictions sèches, à pratiquer sur toute l'étendue de la peau. Ce traitement ne changeant point l'état des choses, je parlai de l'Eau de Rieumajou, qui fut acceptée et prise à la dose de trois grands verres par jour. Dès-lors la sécrétion urinaire fut plus abondante; la peau perdit la sécheresse, qu'elle avait eue, jusqu'à ce moment; l'appétit reparut; les digestions se firent mieux; les selles devinrent moins fréquentes et d'une meilleure nature; l'empâtement du foie diminuait sensiblement. Après douze jours d'emploi, l'eau minérale fut suspendue, pendant une semaine et reprise les douze jours suivants. Après cette période de temps, **M. B . . .** était si bien rétabli qu'il avait déjà recouvré son embonpoint habituel. »

12me Observation.

—

Ictère noir, ancien. — Usage de l'eau minérale exportée. — Guérison.

M. Crozes, avocat, à Albi, âgé de 44 ans, avait depuis six mois une irritation gastro-hépatique chronique, avec suffusion ictérique des plus prononcées (jaunisse noire). Après avoir suivi, sans succès, un traitement rationnel, il eut recours à l'eau minérale d'Andabre et à celle de Vichy; il ne put supporter ni l'une ni l'autre. Vers le mois de juillet 1845, M. Crozes, toujours également malade, eût connaissance de l'Eau de Rieumajou et voulut en prendre quelques bouteilles, à titre d'essai. Le bien-être inaccoutumé qu'il en ressentit le remplit de confiance ; aussi continua-t-il cette médication, l'effet fut si énergique, qu'en moins de trois semaines, l'irritation gastro-hépatique avait disparu, la peau avait repris sa couleur normale ; le malade était parfaitement guéri.

13me Observation.

—

Hépatite chronique. — Emploi de l'eau minérale sur les lieux. — Guérison. (Communiquée par M. Gavoi.)

« Rouanet, de Juigné, commune de la Salvetat, fut renvoyé du service militaire et réformé pour une hépatite chronique avec engorgement de foie. Cet homme était jaune, maigre, sans appétit ; il avait le foie très volumineux, les digestions ne se faisaient point, son estomac avait une telle susceptibilité qu'il rejetait par le vomissement presque tout ce qu'il prenait. Mis à l'usage de l'Eau de Rieumajou, pendant deux mois de l'été de 1845, il fut radicalement guéri. »

14me Observation.

—

Hépatite chronique. — OEdème des extrémités inférieures. — Sueurs nocturnes. — Emploi de l'eau minérale sur les lieux. — Guérison. (Communiquée par le même.)

« M. Caffort, de Félines, Aude, fut attaqué, pendant l'hiver 1844—1845, d'une hépatite aiguë, qui passa à l'état chronique. Un médecin de Carcassonne lui conseilla de se rendre à Campagne pour y prendre les eaux minérales, il préféra venir à la Salvetat, je le vis le jour de son arrivée, le 1er août 1845. Le foie était très volumineux, les jambes étaient engorgées, la figure pâle et jaune, l'appétit nul, les digestions difficiles. M. Caffort avait des sueurs nocturnes abondantes ; il supportait, avec peine, le moindre exercice. Les premiers jours il prit les eaux chez lui, peu à peu, ses forces augmentèrent, il put se rendre à pied à Rieumajou, et se promener à la campagne dans l'après-midi ; après quinze jours de ce régime, l'appétit était insatiable, les digestions faciles, le sommeil long et profond, les sueurs nocturnes avaient cessé ; le volume du foie avait considérablement diminué, l'œdème des jambes avait disparu. L'eau minérale fut continuée encore pendant quinze jours ; M. Caffort partit entièrement guéri.

Il est peu de maladies contre lesquelles on ait administré, plus généralement, et avec plus d'efficacité, les eaux minérales naturelles, salines, alcalines ou acidules, qu'on ne l'a fait pour l'irritation chronique du foie, et ses conséquences les plus communes, le développement pathologique de ce viscère, son engorgement partiel ou total, l'ictère, etc. Aussi la source de Rieumajou fut-elle, à peine connue, qu'un certain nombre de malades, atteints de ces sortes d'affections, vinrent essayer de s'y guérir, les faits ci-dessus, choisis sur un grand nombre, témoignent que ce ne fut point sans obtenir de bons résultats.

Ces observations confirment, encore, ce que nous connaissions déjà des qualités apéritives de notre médicament minéral et de son heureuse influence sur l'accomplissement de la digestion, influence qui se manifeste, ici, par de courtes convalescences, et par le retour rapide des forces et de l'embonpoint, chez des malades profondément exténués ; elles rappellent, enfin, l'action salutaire que nous avons obtenue de l'emploi de l'Eau de Rieumajou, dans le traitement de la gastralgie, entretenue, sympathiquement, par une affection hépatique.

Nous remarquons que l'amélioration éprouvée par les malades, a, constamment coïncidé avec une extrême abondance d'urines. Cette activité fonctionnelle, imprimée au système rénal, est le seul mouvement *sur-sécrétoire*, qui se soit présenté ; doit-on la considérer comme une *crise ?* — Telle est notre opinion.

L'observation neuvième mérite une mention particulière, en ce sens qu'elle confirme, spécialement, pour l'hépatite, ce que nous avons énoncé des indications et contre-indications générales de l'Eau de Rieumajou. On a vu, en effet, que la femme Combes ne l'a point toujours également supportée ; c'est que chez elle l'état pathologique, essentiellement chronique, était entrecoupé de recrudescences, qui lui donnaient, par intervalles, les caractères des affections aiguës. Dans ces périodes d'acuité, une médication excitante était, momentanément, contre indiquée ; il fallait donc s'attendre aux accidents qui survinrent, ou plutôt à la marche rapide, que la reprise de l'eau minérale, imprima à la maladie. L'aggravation fut, d'ailleurs, de courte durée; les symptômes de surexcitation eurent à peine disparu, que nous prescrivîmes le même moyen, pleins d'une confiance que l'événement justifia.

Ces faits, aussi précis que concluants, nous paraissent définir, parfaitement, les propriétés de l'Eau de Rieumajou contre les affections du foie et dispenser de plus longs commentaires, aussi aborderons-nous immédiatement une nouvelle série d'observations sur l'application du même agent thérapeutique, au traitement de deux maladies graves des voies urinaires : 1º Le Catarrhe de la vessie; 2º la Gravelle.

15me Observation.

Dysurie. — Catarrhe vésical commençant. — Traitement par l'Eau de Rieumajou. — Guérison.

M. Alby, ancien député du Tarn, âgé de 66 ans, éprouvait, depuis quelques années, un dérangement dans les voies urinaires qui lui causait de la souffrance, et qui, surtout, lui inspirait de l'inquiétude pour l'avenir; habitant habituellement la campagne, il avait demandé des conseils à deux praticiens habiles des environs; l'un et l'autre avaient diagnostiqué un catarrhe vésical commençant et recommandé des applications de sangsues, l'usage de bains domestiques, de boissons émollientes et plus tard l'essai de substances balsamiques, consulté nous-même, par M. Alby, en octobre 1844, nous recueillîmes les renseignements suivants :

La maladie avait débuté, depuis deux ans, par une douleur sourde dans la région de la vessie : le besoin d'uriner était devenu de plus en plus fréquent, il n'était pas toujours facile de le satisfaire ; les urines étaient rendues par très petites portions, elles étaient souvent épaisses et de couleur foncée. Malgré le traitement ci-dessus indiqué et les soins hygiéniques dont s'était entouré le malade, son état était peu [changé, le canal de l'urèthre était libre, il avait une ampleur moyenne, néanmoins la vessie ne se vidait que très imparfaitement ; les urines, rendues dans un verre, étaient chargées de flocons nuageux, qu'on voyait bientôt se condenser au fond du liquide ; après quelques minutes, elles avaient perdu toute transparence, on remarquait, en les vidant, que le dépôt avait une certaine cohésion, qu'il tombait en masse gluante, constituant, approximativement, la moitié du contenu ; la prostate n'avait rien d'exagéré dans son volume.

Nous persistâmes, d'abord, dans les indications données par nos confrères, mais les résultats restant négatifs, nous eûmes recours à l'Eau de Rieumajou (un litre par jour), un amendement, non équivoque suivit de près cette médication : elle fut continuée pendant vingt jours ; à cette date M. Alby était entièrement guéri.

En janvier 1845, il y eut un léger retour de la maladie, l'Eau de Rieumajou en eut bientôt fait justice. Dans l'été de la même année, M. Alby se rendit à la Salvetat pour prendre les eaux à la source. Ce traitement pratiqué, seulement, en vue de prévenir une re-

chûte, paraît avoir atteint son but.... La santé de
M. Alby n'a plus été altérée.

Mars 1847.

16me Observation.

—

*Dysurie. — Mucosités sanguinolentes. — Traitement par l'eau
minérale, à Castres, et sur les lieux; — Amendement considérable.*

M. Andrieu, ancien officier, est âgé de 69 ans, il
est fortement constitué, des douleurs rhumatismales,
dont la cause se trouve naturellement dans les fatigues
et les souffrances de la guerre, avaient seules troublé
son bon état de santé, lorsque, vers la fin de 1843, il
ressentit les premiers indices de l'affection des voies
urinaires, pour laquelle nous avons été consulté, seulement, au mois d'août 1845, près de deux ans après
l'invasion de la maladie.

M. Andrieu était tourmenté par une nécessité de
plus en plus incommode, d'uriner, fréquemment, et
par très petites portions; ce n'était pas toujours sans
difficulté que cette fonction s'accomplissait, tantôt il
fallait s'essayer plus d'une fois avant d'obtenir un commencement d'émission, tantôt le jet, à peine établi,
était brusquement interrompu, pour reprendre un peu
plus tard. La vessie ne se vidait que très imparfaitement, quelquefois totalement incolore, l'urine était,
plus habituellement, rougeâtre et chargée de glaires
épaisses; dans les moments d'exacerbation, ou après
un léger exercice, il n'était pas rare d'y rencontrer
des stries de sang.

Le malade éprouvait un malaise, peu défini, dans la région de l'anus, il se plaignait d'un sentiment de pesanteur très pénible vers l'extrémité du pénis. Le canal de l'urèthre laissait facilement pénétrer une sonde d'un bon volume; la vessie était libre de tout corps étranger, la prostate, un peu dolente à la pression, n'avait rien d'anormal dans ses dimensions; il n'y avait point de fièvre.

M. Andrieu suivait, depuis longtemps, avec une austère persévérance, un régime très réglé, il s'était interdit l'usage du vin; par contre, il usait largement de boissons émollientes. Nous lui conseillâmes plusieurs applications de sangsues, quelques bains domestiques, et plus tard l'Eau de Ricumajou. Les premiers moyens employés n'exercèrent point d'influence apparente sur le cours de la maladie; il n'en fut point de même de l'Eau minérale; elle était à peine administrée depuis huit jours, qu'elle avait amené un amendement qu'on ne pouvait méconnaître. La dose qui jusqu'alors avait été d'un litre par jour, fut portée à un litre et demi; à dater de ce moment l'amélioration fit des progrès rapides, à ce point que trois semaines après, les urines étaient presque constamment de bonne nature; elles étaient rendues par quantités convenables et à d'assez longs intervalles.

Enchanté de ce commencement de succès, M. Andrieu se transporta à la Salvetat, espérant compléter sa guérison auprès de la source minérale; il eut lieu de se louer de sa résolution; car, malgré que l'époque très avancée de la saison (fin octobre 1845), ne lui permit qu'un très court séjour, il rentra à Castres dans l'état le plus satisfaisant. Tout l'appareil urinaire était revenu aux meilleures conditions physiologiques.

Depuis cette époque, M. Andrieu a, quelquefois, éprouvé de la sollicitude en voyant s'altérer les bonnes qualités de ses urines, et reparaître les douleurs qu'il ressentait autrefois. Menacé de rechûte, il est revenu à l'Eau minérale, cette précaution a toujours suffi pour amener promptement la fin des accidents. Ajoutons aussi que les recrudescences, ou plutôt que les menaces de recrudescence deviennent tellement rares, que le malade nous a souvent assuré qu'il se considérait comme guéri.

Mars 1847.

17me Observation.

—

Catarrhe vésical. — Hematurie. — Bons effets de l'eau minérale exportée.

M. D..., ancien chef d'atelier, est âgé de 76 ans, doué d'une constitution puissante, sobre, laborieux, il a parcouru, plein de santé, la majeure partie de sa longue carrière. Cependant il éprouva, il y a environ quatre ans, une grave maladie des voies urinaires, c'était un engorgement de la prostate, avec retention d'urine, qui se termina par un abcès dont la suppuration prit issue par le canal de l'urèthre.

Depuis ce moment les urines ont, presque constamment, charrié des glaires épaisses, et la vessie n'a pu se débarrasser en entier de son contenu, que par l'usage des sondes, auquel on a dû souvent recourir.

Dernièrement ces symptômes ayant pris plus de gravité, nous avons été appelé auprès du malade, le 22 décembre 1846, il était dans l'état suivant :

Point de fièvre, douleurs sourdes dans la région de la vessie; cet organe est fortement ballonné; souffrances, anxiété résultant d'un besoin incessant d'uriner et de l'impossibilité absolue de le satisfaire; par intertervalles, il s'écoule involontairement un peu d'urine (regorgement) épaisse, visqueuse qui se coagule, presque en totalité, et exhale une odeur pénétrante d'ammoniaque; la prostate est très volumineuse, elle est un peu endolorie; néanmoins, une sonde, à grande courbure, est introduite sans trop de difficulté, elle donne issue à de la mucosité épaisse, filante, d'une cohésion telle que la portion qui chemine, encore, avec lenteur, dans le conduit artificiel, maintient celle qui vient de sortir, suspendue, pendant quelques instants, à l'extrémité de l'instrument, un peu de sang ichoreux arrive après ces matières; le tout forme, dans le vase, une masse coagulée du poids approximatif d'un kilogramme, ayant la consistance d'une gélée de viande ordinaire. La sonde est laissée en place.

Prescriptions: vider la vessie de deux en deux heures, bains domestiques, eau de chiendent nitrée; régime alimentaire nourrissant sans être excitant.

Ce système de traitement est suivi du 22 au 29 décembre, à cette date l'état du malade n'était pas changé; les matières, venues par la sonde, conservaient la même densité, elles étaient également ammoniacales, et toujours accompagnées d'une perte de

sang ; il n'y avait, du reste, ni fièvre, ni douleur quelconque.

Prescriptions : Eau minérale de Rieumajou , une
bouteille par jour.

Dès le 30, nous remarquons, avec satisfaction,
qu'un jet d'urine, à peu près normale, précède, à
l'ouverture de la sonde, la sortie des mucosités qui ont,
encore, les qualités et le volume des jours précédents.
Du 31 décembre au 15 janvier 1847, l'urine prend,
d'instant en instant, une meilleure nature, elle est
émise en quantité progressivement plus grande, les
mucosités diminuent dans les mêmes proportions. Cette
révolution s'opère d'une manière si rapide, que vers
le huitième jour de l'emploi de l'eau minérale, l'urine
normale entrait au moins pour un tiers dans la totalité
des matières expulsées, et que le quinzième jour (13
janvier) elle en constituait la totalité, elle était très
abondante; il n'était plus rendu du sang. Le 15, l'eau
minérale fût suspendue.

Vers le 20 janvier, l'urine semble redevenir glai-
reuse ; l'eau minérale est reprise, et met fin à cet accident.

Au commencement de février, **M. D...** rend une notable quantité d'urine convenablement limpide ; il n'a
point de fièvre, il ne souffre de rien, mais il sent la
nécessité de garder la sonde ; cette retention d'urine
nous paraît tenir, autant au mauvais état de la partie
prostatique du canal de l'urèthre, qu'à l'inertie de la
vessie.

18me Observation.

---

*Catarrhe vésical. — Rétention d'urine. — Usage de l'eau mi-
nérale exportée. — Guérison.* (Communiquée par le docteur
Bousquet, de Labruguière, Tarn.)

« Pierre Couzinié, dit Pradelles, cultivateur, au
hameau de Caunan, commune de Labruguière, âgé de
80 ans, éprouvait, depuis longtemps, des envies de
plus en plus fréquentes d'uriner, qu'il ne satisfaisait
qu'avec peine, et très incomplètement. Sa situation s'é-
tant encore aggravée, il réclama mes soins, le 29 août
1845 ; depuis la veille il avait à peine rendu quelques
gouttes d'urine, la vessie était pleine et saillante à l'hy-
pogastre. Une forte sonde qui put être facilement pla-
cée, donna issue à beaucoup d'urine fétide, épaisse,
gluante et de couleur foncée. Le cathétérisme répété
les jours suivants, provoqua l'émission de matières entièrement semblables.

» Dans la nuit du 31 août au 1er septembre, le malade,
sans fièvre jusqu'à ce moment, ressentit un violent
frisson, suivi de chaleur, cephalalgie, délire, sécheresse et couleur brune de la langue ; cet état dura près
de 24 heures, et indiqua l'administration de plusieurs
doses de sulfate de quinine.

» Du 2 au 11 septembre, les accidents pyrétiques ne
se renouvelèrent point, mais les urines devinrent de
plus en plus épaisses et fétides, il fut excessivement
difficile de vider la vessie. Les sondes en gomme élasti-

que laissées à demeure étaient insuffisantes, il fallait, de toute nécessité, répéter journellement le cathétérisme, avec des sondes métalliques, d'un fort diamètre. C'est dans ces circonstances (11 septembre), que sur l'invitation de M. le docteur Combes, professeur de l'école de médecine de Toulouse, je prescrivis à Couzinié l'Eau minérale de Rieumajou, à prendre, d'abord, demi-bouteille par jour, et bientôt une bouteille entière.

Dès le 14, il y eut assez de changement dans la nature de l'urine au moins quant à la consistance, pour qu'une sonde en gomme élastique, laissée en place, fonctionnât suffisamment.

Le 18, les urines se sont encore améliorées; nouvelle sonde à demeure qui vide parfaitement la vessie.

Le 22, les urines sont entièrement limpides; elles coulent, en partie, entre la sonde et le canal de l'urèthre.

Le 23, la sonde est retirée; le malade émet, normalement, ses urines; l'eau minérale est continuée, à la dose d'une bouteille par jour, et suspendue seulement le 14 octobre 1845, la guérison paraissait alors bien confirmée.

Depuis cette époque, Couzinié a, plusieurs fois, ressenti un léger retour de sa maladie (urines troubles, difficulté d'uriner), l'usage de l'Eau de Rieumajou, auquel il est sur-le-champ revenu, a, toujours, arrêté, d'emblée, ces accidents. Sa reconnaissance pour ce précieux médicament est sans bornes.

Décembre 1846.

Ce n'est pas indifféremment que nous avons appelé *Catarrhe* vésical et non *Cystite* chronique, la maladie qui fait le sujet des précédentes observations ; il nous a semblé qu'en adoptant la première de ces dénominations, nous désignions mieux la nuance des affections chroniques de la vessie que nous avions en vue, celle que nos recherches nous ont appris à considérer comme offrant, à l'administration de l'Eau de Rieumajou, l'indication la plus précise et les meilleures chances de succès.

Nous trouvons dans les observations 17 et 18, le type parfait de cet état pathologique ; absence de fièvre, progrès lents et insensibles de la maladie, peu ou point de douleur, si ce n'est celle que provoque, quelquefois, avant le cathétérisme, la distension de la vessie ; sécrétion urinaire altérée au point, qu'une masse de glaires épaisses et filantes, tend à remplacer, presque complètement, l'urine normale ; odeur fétide du produit de cette sécrétion, tels sont les phénomènes, essentiellement asthéniques, qui la caractérisent, et qui nous portent à exclure toute idée de phlogose de sa qualification.

L'action salutaire, prompte, énergique, de l'eau minérale est, ici, hors de doute, on ne saurait le contester, à moins de nier les relations les mieux établies, et les plus constantes de la cause à l'effet ; dans les deux cas (Obs. 17-18), les malades étaient soumis au traitement minéral, à peine depuis trois jours, que les urines étaient sensiblement amendées ; en moins de quinze jours, chez l'un comme chez l'autre, elles avaient recouvré les conditions physiologiques, et dès-lors, l'altération de sécrétion de la muqueuse, n'existant plus ; le *catarrhe* était guéri.

Il ne faudrait point conclure, de nos réflexions, que l'Eau de Rieumajou n'est applicable au traitement du catarrhe vésical, qu'autant que cette affection est parvenue à la période que nous venons de décrire ; les observations 15 et 16 témoignent, au contraire, qu'on peut l'employer avantageusement pour des maladies moins avancées, et par conséquent moins distinctes de l'inflammation limitée du col, ou du corps de la vessie ; remarquons, néanmoins, que dans ces cas, le traitement minéral n'a été mis en pratique, qu'après l'emploi d'une médication anti-phlogistique ; cette manière de procéder a, très probablement, préparé le succès définitif ; à l'occasion, il y aurait de la prudence à l'imiter.

En outre, lorsque la nature de l'affection ne sera point parfaitement définie, il conviendra d'administrer les premières doses d'eau minérale, avec une grande réserve, et en observant, attentivement, les effets ; tant qu'on agira ainsi, avec mesure, une erreur de diagnostic pourra, sans doute, être suivie d'une légère exacerbation, mais il suffira de s'arrêter, non seulement pour empêcher de plus fâcheux accidents, mais encore pour que le calme reparaisse.

Jusqu'à ce moment nous avons pris en considération les faits énoncés, seulement, sous le rapport des heureuses modifications imprimées à la *sécrétion* vésico-rénale ; en les examinant au point de vue des phénomènes présentés par l'*excrétion* urinaire, ils ne seront pas moins dignes d'intérêt.

Les sujets des observations 15 et 16 avaient perdu, depuis longtemps, la faculté de vider entièrement la vessie; cette disposition morbide et l'incommodité d'un besoin incessant qui en était la suite, n'ont pas résisté au traitement minéral. Les sujets des observations 17 et 18 avaient une rétention d'urine absolue; l'un deux, Couzinié (Obs. 18.) a été délivré de cette douloureuse infirmité; à l'égard de **M. D...** (Obs. 17), en raison de l'ancienne et grave altération de la partie prostatique de l'urèthre, nous avons peu compté sur un résultat aussi heureux, rien encore, nous devons le dire, n'est venu infirmer nos appréhensions; ajoutons, cependant, que le traitement est trop récemment commencé pour qu'il ne soit plus permis d'espérer.

On ne saurait disconvenir que la limpidité, acquise par les urines, ne facilite singulièrement l'accomplissement des fonctions, dont il vient d'être question, mais il est, également évident, que le réveil de l'appareil excréteur, doit être principalement rapporté à la tonicité qui ne pouvait manquer de se manifester dans l'ensemble du système urinaire, sous l'influence d'un agent thérapeutique éminemment excitant. La simultanéité n'a pas été bien exacte entre la clarification de l'urine et son écoulement naturel, cette dernière amélioration .n'est survenue, notamment, chez Couzinié (Obs. 18), que plusieurs jours après la première, cette circonstance vient à l'appui de notre opinion; le fait suivant lui donne un nouveau poids.

« Un enfant de sept ans, rendait une grande quantité de gravier, on lui donna de l'Eau de Rieumajou pour tacher d'en prévenir la formation; *cet enfant pissait au lit,* à dater ce moment il ne le fit plus, et sous ce rapport la guérison a été radicale. »

La puissance dynamique, à laquelle est due la cessation de l'incontinence d'urine, entretenue par un état d'inertie des organes excréteurs, ne manque point d'analogie avec celle qui rend à la vessie la force expultrice nécessaire à l'harmonie des fonctions.

Ainsi l'Eau minérale de Rieumajou, administrée contre le catarrhe vésical, ramène aux conditions physiologiques, la *sécrétion* et l'*excrétion* urinaires.

Ce double bienfait peut constituer une entière guérison, mais il ne produit, en général, qu'une palliation plus ou moins complète et durable, suivant l'ancienneté de la maladie et la gravité des altérations organiques de la vessie, ou de la prostate qui l'accompagnent le plus souvent.

Pour amender les recrudescences qui ont lieu, dans le cas de simple palliation, il suffit de reprendre l'eau minérale, l'emploi préservatif du même moyen peut les prévenir.

Cependant il ne conviendrait point d'en conseiller, aux malades, l'usage continu, ce serait les exposer à une surexcitation qui pourrait aller jusqu'au tenesme vésical; ils se trouveront mieux d'un usage alternativement discontinué et repris, à intervalles périodiques, sauf à les rapprocher, à la moindre menace de rechûte.

19me Observation.

—

*Gravelle. — Urate d'ammoniaque. — Emploi de l'eau minérale
exportée. — Succès du traitement.*

Mme V..., âgée de 64 ans, fut affectée, vers le mois
de novembre 1844, d'une colique néphrétique, qui
dura pendant plusieurs jours, avec une extrême violence, et se termina par l'expulsion très laborieuse
d'un calcul rénal volumineux, il y eut ensuite, à plusieurs reprises, des douleurs lombaires, vagues, coïn-
cidant avec la présence d'un sédiment granuleux, rougeâtre, dans les urines.

En septembre 1845, sur l'avis du docteur Rolland,
professeur à l'école de médecine de Toulouse, Mme V...
fit usage de l'Eau minérale de Rieumajou; à sa grande
satisfaction, elle éprouva, tout d'abord, une émission
très abondante d'urine, mais, dès le troisième jour,
au matin, une douleur des plus vives se déclara dans
le rein droit. La malade fut mise au bain, elle y rendit
un calcul rougeâtre, et tous les accidents furent cal-
més; la crise entière avait duré moins de trois heures.

Depuis cette époque, Mme V... a usé, de temps en
temps, de l'eau minérale comme moyen préservatif, et
jusqu'à ce jour, elle n'a pas ressenti la moindre atteinte
de son infirmité.

Avril 1847.

20me Observation.

Gravelle rouge. — Prompte expulsion par suite de l'emploi de l'eau minérale exportée.

Mme C..., âgée de 74 ans, venait d'éprouver, au mois de novembre 1845, une fièvre muqueuse, dont la convalescence avait peine à s'établir; les lombes, et les divers points de l'abdomen étaient, successivement, le siége de douleurs vagues, peu intenses, mais très fatiguantes; les digestions étaient pénibles, les forces ne se relevaient point; l'Eau de Rieumajou fut prescrite sans autre but que celui d'activer les fonctions digestives.

En moins de vingt-quatre heures, la malade se plaignit, au milieu de la nuit, d'une douleur extrêmement vive, dans le flanc droit, gagnant la région de la vessie et qui disparut en quelques instants. Le lendemain on remarqua que les urines avaient été copieuses, elles avaient entraîné un calcul rougeâtre, dur, arrondi, ayant le volume de deux fortes têtes d'épingle.

A dater de ce moment le rétablissement ne tarda point à être complet.

21me Observation.

Expulsion d'une grande quantité de graviers blancs. — Usage de l'eau minérale exportée.

Jacques Négret, ancien commissionnaire de roulage, âgé de 74 ans, rendait, depuis longtemps, et très fréquemment, des calculs rénaux applatis, lisses, blanchâtres, et généralement volumineux *(phosphate de chaux)* ; il avait des douleurs lombaires, qui, à des degrés différents, étaient à peu près continues. Au commencement du printemps 1846, ces douleurs devinrent excessivement pénibles; le malade en était profondément affecté, il avait perdu l'appétit et le sommeil, il ne rendait, alors, que très rarement, du menu sable et quelques très petits graviers; nous lui conseillâmes l'Eau minérale de Rieumajou.

Le premier effet de cette médication fut d'accroître les douleurs lombaires, mais peu à près eût lieu l'expulsion de plusieurs graviers, la plupart d'un gros volume, en dix jours, nous en comptâmes huit, indépendamment du menu sable charrié par les urines, émises en abondance. Après ce laps de temps, Négret n'éprouvait plus la moindre souffrance, ses urines ne contenaient plus de concrétions, il avait un excellent appétit.

L'eau minérale fut continuée pendant deux mois et reprise encore une partie de l'été; la santé a été parfaite jusqu'à ce moment.

Avril 1847.

22me Observation.

—

Coliques néphrétiques violentes. — Expulsion d'un gravier très volumineux. — Usage de l'eau minérale exportée.

M. de Toussaint, capitaine dans un régiment de cavalerie, a 48 ans, et une constitution pléthorique, il est tourmenté, depuis longtemps, par la gravelle; cette infirmité l'amena, en 1844, aux eaux de Contrexeville. Le traitement minéral qu'il y suivit lui fut sans doute favorable, car, jusqu'à la fin de 1845, il rendit à peine quelques petits graviers et il n'éprouva que des douleurs vagues et très supportables.

Dans l'hiver 1845—1846, le mal fit de nouveaux progrès, enfin, au mois de septembre suivant, il reparut avec une violence inouïe, il y eut des douleurs atroces dans le rein droit, gonflement et tension de la région lombaire de ce côté, ballonnement du ventre, rareté et écoulement des urines g outte à goutte, constipation opiniâtre, vomissements, insomnie, fièvre, tremblements nerveux. Cet état, malgré un traitement habilement dirigé par le docteur **Heitz**, chirurgienmajor du corps, persistait, sans amendement, 25 jours après l'invasion. Le malade essaya quelques doses d'Eau minérale de Rieumajou ; il en sentit rapidement l'action sur la partie malade, mais la violence des douleurs était telle, qu'il n'osa continuer cette médication, craignant de ne pouvoir supporter l'exacerbation momentanée qui devait en résulter.

Cependant, quelques jours plus tard, poussé par la gravité de sa position, il la reprit et en usa largement; il y eut un paroxisme de douleur intolérable, mais en moins de vingt-quatre heures, **M.** de Toussaint ressentit le calme, bien connu de lui, qui indiquait la chûte de la concrétion rénale dans la vessie; deux heures après il expulsait, non sans efforts et souffrances, un calcul rouge, fusiforme mesurant 14 millimètres de longueur et 4 de diamètre.

Pendant la quinzaine suivante, il vint encore plusieurs graviers et beaucoup de menu sable, le tout au milieu d'une abondante émission d'urine. Depuis cette époque, le malade a fait un fréquent usage de l'Eau de Rieumajou; il n'a plus éprouvé le moindre accident.

Deux considérations nous ont porté à expérimenter l'Eau de Rieumajou auprès de malades affectés de gravelle : les rapports, plus ou moins précis, qui existent entre ses principes minéralisateurs et ceux des eaux minérales dont la vertu spéciale, contre les concrétions calculeuses, est généralement admise, et nos observations antérieures sur l'influence directe, énergique, que son usage exerce sur le système des voies urinaires. — Les faits ci-dessus sont-ils de nature à réaliser nos prévisions en sa faveur? quel est son mode d'action?

Selon les circonstances, on attribue, à plusieurs eaux minérales naturelles, la puissance de dissoudre les graviers au sein de nos organes, celle d'en favoriser l'expulsion, ou enfin, celle de prévenir leur formation.

La qualité *lithontriptique*, préconisée par les uns, niée par les autres, est au moins contestable, aussi peut-on avouer, sans regret, que rien, dans nos observations, ne prouve qu'elle soit l'attribut de l'Eau de Rieumajou.

Quant à la faculté expultrice, il serait difficile de l'y méconnaître; il est vrai, qu'en présence des observations 19 et 20, prises chacune isolément, il serait permis de se demander, si c'est réellement à l'action de l'eau minérale qu'il faut rapporter la sortie des calculs, qui suivit de si près son administration chez les deux malades; mais les doutes sont singulièrement atténués par l'identité des résultats; les observations suivantes (21, 22) achèvent de les détruire.

Le mécanisme qui préside à cette faculté aussi remarquable par son énergie que par sa constance réside en entier dans le double effet de l'excitation vésico-rénale :

1° L'urine émise en abondance, qui doit tendre infailliblement à entraîner tout corps étranger placé sur son passage;

2° Le développement insolite de la contractilité organique, acquis par les parois de la cavité, qui contient ce corps étranger, et par les conduits qu'il doit parcourir, pour arriver au-dehors, contractilité qui l'ébranle, et accélère sa marche à travers les organes.

L'Eau de Rieumajou n'est pas moins propre à prévenir la formation des calculs rénaux qu'à les expulser quand ils existent déjà ; ici nous reconnaîtrons, volontiers, que nos expérimentations présenteraient une autorité moins contestable, si les faits observés remontaient à une date plus ancienne; cependant, comme on remarque, rarement, que les accidents de la gravelle, livrée à elle-même, diminuent, soit en intensité, soit en fréquence, tandis que les quatre malades, dont nous avons rapporté l'histoire, n'ont encore rien ressenti de cette infirmité depuis qu'ils ont fait usage de l'eau minérale; que tous ont, par conséquent, traversé, en bonne santé, l'époque vers laquelle, d'après la marche individuelle de leur maladie, ils devraient craindre le retour d'accès, plus ou moins douloureux, n'est-on pas fondé, à douer d'une vertu préservatrice, le traitement commun qu'ils ont suivi.

Il est d'ailleurs facile de comprendre que la double modification imprimée au système rénal, à laquelle nous rapportons la faculté que possède l'Eau de Rieumajou, de favoriser la sortie des calculs rénaux, s'applique avec non moins d'efficacité à la propriété d'en prévenir la formation : d'abord, le fait même de l'expulsion des grains de sable à mesure qu'ils sont déposés 'dans les cavités rénales, empêche que ces grains ne deviennent le noyau de véritables graviers; ensuite les chances de concrétions urinaires de toute nature, s'amoindrissent en raison de la quantité des urines, car ces concrétions résultant toujours d'un excès de saturation; il est évident qu'elles sont d'autant moins à redouter, que les substances salines contenues dans les urines, sont dissoutes par une plus grande proportion de liquide.

Les qualités chimiques de l'Eau de Rieumajou ont aussi de l'importance, comme moyen de préservation de la gravelle : le volume considérable de gaz acide carbonique qu'elle renferme donne lieu de croire que ce fluide élastique peut être absorbé en assez grande quantité pour que sa présence dans les urines concoure à maintenir en parfaite solution plusieurs des substances, dont la précipitation ou la cristallisation constitueraient le gravier. De plus, les bases terreuses et alcalines de ses carbonates, qui lui donnent la faculté,

sanctionnée par l'expérience, de neutraliser l'acide uri-
que, mettent un obstacle momentané, mais positif, à la
formation de calculs composés de cet élément, et l'on
sait que ce ne sont point les plus rares.

Pour retirer de l'emploi de l'Eau minérale de Rieumajou les avantages que nous venons de signaler, les
graveleux devront en user largement et souvent; néanmoins, de même que pour les cas de catarrhe vésical,
nous hésiterions à leur en conseiller l'usage habituel et
non interrompu. Ils s'en trouveront tout aussi bien ,
sans avoir à craindre qu'une trop longue continuité
d'excitation ne finisse par irriter un point quelconque
de l'organisme, en la prenant à des intervalles périodiques éloignés ou rapprochés, selon les besoins et la tolérance de chacun en particulier.

L'état inflammatoire d'un ou des deux reins, qui survient quelquefois pendant les accès néphrétiques d'une
certaine durée, commande une grande circonspection
dans l'emploi d'un moyen éminemment excitant. En
pareille circonstance , il est convenable de le faire précéder de saignées locales ou générales, suivant l'indication du moment et des divers anti-phlogistiques appropriés à l'état du malade. Même après ces précautions on
ne saurait agir avec trop de réserve.

On a remarqué qu'une *saison* passée aux *eaux* exerce
sur les personnes affectées de gravelle une influence
heureuse et longtemps soutenue, ce qui s'explique non
seulement par l'énergie des eaux minérales prises à la
source, mais encore par l'exactitude qu'on met générale-
lement à suivre un traitement pour lequel on s'est dé-

placé. Dans tous les cas, les graveleux devront, autant
que leur position le permettra, mettre cette observation
à profit ; un séjour à Rieumajou de 15 à 20 jours pourra
leur épargner bien des souffrances.

Ces réflexions s'appliquent, du reste, à la plupart
des maladies chroniques dont nous venons de nous oc-
cuper ; il en est même sur le nombre (langueurs d'estomac, certaines hépatites chroniques, etc.,) que le
déplacement, l'air vif des montagnes, le changement
d'habitudes et de régime, l'exercice, contribueront plus
puissamment à guérir.

CONCLUSION.

En résumé, l'Eau minérale de Rieumajou a des qualités chimiques qu'on ne saurait contester.

Elle tient en solution du gaz acide carbonique, en
de telles proportions, que bien peu d'eaux minérales
naturelles en présentent une égale quantité.

Les principes fixes, qui constituent ses éléments minéraux, sont ceux que les données physiologiques les
plus récentes et les mieux établies, ont appris à clas-
ser en tête des substances inorganiques, qui président au grand acte de la nutrition. C'est à ces éléments
inégalement répartis sous le rapport des quantités,
que les eaux de Spa (Pays-Bas), Pyrmont (Westpha-

lie), Seltz (Naturelle), Contrexeville, Vichy, doivent leurs propriétés médicales.

Plus riche, à tous égards, que l'eau de Contrexeville, que celle de Spa (1), elle l'est moins que celle de Vichy en carbonates alcalins.

Cette pondération moyenne de ses éléments minéraux est très-importante ; elle lui assure en même temps qu'une activité convenable, une tolérance très-générale; rarement, en effet, elle a besoin d'être étendue pour être bien supportée ; elle conserve ainsi, dans son administration, les proportions de fluides élastiques qui concourent si efficacement à son action médicamenteuse.

Rapprochée, au point de vue de l'analyse, des eaux gazeuses, alcalines, ferrugineuses les plus célèbres, l'Eau de Rieumajou conserve cette position en présence de l'observation clinique.

---

(1) Les analyses connues des eaux de Spa, sont nombreuses et peu d'accord entr'elles ; voici celle de Bergmann ; ce célèbre chimiste y a trouvé par litre :

Acide carbonique libre. . . . . 0,45 c. c.

	grammes.
Carbonate de fer.	0, 077
— de chaux.	0, 201
— de magnésie.	0, 480
— de soude.	0, 201
Chlorure de Sodium.	0, 027
Total. . . .	0, 986

Elle partage avec l'eau de Spa et de Pyrmont la puissance d'excitation et de tonicité, et en général toutes les vertus des eaux minérales acidulo-ferrugineuses qui les font rechercher par un immense concours de malades.

Elle ne cède en rien à l'eau de Seltz *naturelle* comme boisson agréable et comme médicament susceptible d'activer les fonctions digestives.

Elle est utile aux graveleux, au moins au même degré que l'eau de Contrexeville dont la spécialité est assez universellement reconnue.

Elle présente, enfin, la plus grande analogie, sous le rapport de l'action thérapeutique avec l'eau de Vichy, l'une et l'autre sont en effet également efficaces dans le traitement des fièvres intermittentes rebelles, des obstructions viscérales, du catarrhe vésical, etc. (1).

En signalant la similitude de composition et de propriétés qui existe entre l'Eau de Rieumajou et les diverses eaux minérales qui nous servent de terme de comparaison, nous n'entendons parler que d'une similitude approximative, chacune conservant sa physionomie particulière, dans l'ensemble et les rapports *quan-*

----

(1) Quelques confrères, frappés de l'identité de composition *qualitative* des eaux de Vichy et de Rieumajou, ont eu l'idée de tenter l'administration de celle-ci dans des cas de GOUTTE. Ces nouvelles études ne sont pas encore assez avancées pour qu'il en soit rendu compte ; disons, néanmoins, que les premiers essais sont assez encourageants pour fixer notre attention et commander de la persévérance.

titatifs de ses éléments, et le mode d'action qui lui est propre, dans l'application médicale ; nous avons voulu, par-dessus tout, constater qu'il est peu d'altérations pathologiques, parmi celles que ces eaux sont appelées à guérir, contre lesquelles l'Eau de Rieumajou ne soit administrée avec succès, en d'autres termes, qu'elle peut, très souvent, *presque toujours*, suppléer à ses rivales.

A ce titre, elle nous paraît digne du plus grand intérêt ; elle comble une lacune thérapeutique pour nos départements méridionaux qui, riches d'ailleurs en eaux thermo-minérales sulfureuses, salines, etc., etc., manquaient de sources d'eau gazeuse, alcaline, réunissant à la fois un goût agréable, des propriétés énergiques et la faculté d'être, presque universellement supportée. Elle rend accessible, au plus grand nombre, une ressource hygiénique et médicale réservée, jusqu'à ce moment, aux seuls privilégiés de la fortune.

La nouvelle source est située, on ne peut plus heureusement, à une faible distance du littoral de la Méditerranée, elle est, ainsi, d'un accès facile aux habitants des côtes exposés annuellement aux fièvres de nature paludéenne qu'elle excelle à guérir et aux nombreux malades, fiévreux ou convalescents, qui arrivent incessamment de nos possessions en Afrique, pour se rétablir sous le ciel de la patrie. La plupart de ces malades, soldats ou colons, sont profondément débilités par des fièvres intermittentes devenues constitutionnelles, ou d'anciennes dyssenteries ; or, l'on n'a pas oublié les bons effets que nous avons retirés de notre eau minérale dans ces conditions morbides.

Importée, avec facilité, au sein de notre colonie africaine, l'Eau de Rieumajou y fournira un des éléments de médication, les plus efficaces, contre les redoutables affections que nous venons de mentionner ; elle y remplacera, de plus, avec avantage pour l'hygiène publique, une partie des eaux minérales factices que la population européenne, transportée dans ce climat brûlant, y consomme avec profusion.

Nous avons signalé au monde médical l'existence de la nouvelle source minérale, indiqué sa nature avec toutes les garanties scientifiques désirables, fait connaître les résultats des premières applications thérapeutiques, auxquelles elle a donné lieu, nous avons, ainsi, ouvert la voie à de nouvelles expériences ; tel était notre but.

Les nombreuses communications insérées à côté des observations qui nous sont propres, témoignent que notre appel a été entendu, elles nous donnent la certitude que notre œuvre ne restera point inachevée ; nous nous en réjouissons dans un intérêt humanitaire à la fois et patriotique.

Par décision du 4 juin 1847, **M.** le Ministre de l'Agriculture et du Commerce, a autorisé l'exploitation provisoire de l'établissement des Eaux de Rieumajou.

Nous publierons, incessamment, les Rapports et l'Analyse de l'Académie royale de Médecine, qui devront précéder l'autorisation définitive.

www.ingramcontent.com/pod-product-compliance
Ingram Content Group UK Ltd.
Pitfield, Milton Keynes, MK11 3LW, UK
UKHW021119140726
13695UKWH00004B/1585